Aamir Al-Mosawi

# Gestão das anomalias oculares na síndrome de Bardet-Biedl

Aamir Al-Mosawi

# Gestão das anomalias oculares na síndrome de Bardet-Biedl

## Abordagens inovadoras

ScienciaScripts

**Imprint**



Cover image: www.ingimage.com

This book is a translation from the original published under ISBN 978-620-5-50135-1.

Publisher:
Sciencia Scripts
is a trademark of
Dodo Books Indian Ocean Ltd. and OmniScriptum S.R.L publishing group

120 High Road, East Finchley, London, N2 9ED, United Kingdom
Str. Armeneasca 28/1, office 1, Chisinau MD-2012, Republic of Moldova, Europe
Managing Directors: Ieva Konstantinova, Victoria Ursu
info@omniscriptum.com

Printed at: see last page
**ISBN: 978-620-8-50164-8**

# ÍNDICE

RESUMO

A síndrome de Bardet-Biedl e a síndrome de Laurence-Moon são doenças autossómicas recessivas raras que partilham um fenótipo clínico semelhante. Estas síndromes são caracterizadas por caraterísticas progressivas, incluindo distrofia da retina cone-roda, obesidade e hipogonadismo nos homens. Outras manifestações clínicas podem incluir dificuldades de aprendizagem, anomalias renais e polidactilia. Apesar das suas semelhanças, a síndrome de Bardet-Biedl e a síndrome de Laurence-Moon distinguem-se por determinadas caraterísticas clínicas.

Este livro descreve o tratamento das manifestações oculares da síndrome de Bardet-Biedl através de novas terapias baseadas em evidências.

As opções de tratamento actuais não são curativas, mas podem ajudar a retardar a progressão e a preservar a visão. A combinação de citicolina, bagas de goji, coenzima Q10 e luteína representa uma abordagem promissora para o tratamento da degenerescência da retina em doentes com SBS, embora sejam necessários mais ensaios clínicos para confirmar a sua eficácia.

# INTRODUÇÃO

A síndrome de Bardet-Biedl e a síndrome de Laurence-Moon são ambas doenças autossómicas recessivas raras, que se apresentam frequentemente com um fenótipo semelhante. Estas doenças incluem distrofia da retina (degenerescência cone-roda), obesidade e hipogonadismo masculino, para além de dificuldades de aprendizagem e anomalias renais.

Embora estas síndromes partilhem caraterísticas que se sobrepõem, a presença de espasticidade na síndrome de Laurence-Moon e a ausência de polidactilia ajudam a diferenciar clinicamente as duas doenças.

## Antecedentes históricos:

A síndrome de Laurence-Moon foi descrita pela primeira vez em 1866 por John Zachariah Laurence (Figura-1A) e Robert Charles Moon (Figura-1B), que documentaram um atraso no desenvolvimento e retinite pigmentosa em quatro doentes da mesma família.

A síndrome de Bardet-Biedl foi baptizada em homenagem a Georges Louis Bardet, um médico francês, e Arthur Biedl (Figura-1C), um patologista húngaro. Eles sugeriram que a condição é uma entidade clínica distinta durante a década de 1920.

Georges Louis Bardet era um estudante de medicina francês na Universidade de Paris, em 1920, quando descreveu um caso de uma criança obesa com hexadactilia e retinite pigmentosa, e chamou à síndrome distrofia adiposo-genital na sua tese de licenciatura em medicina.

Em 1922, Arthur Biedl, um patologista húngaro, descreveu a doença em duas irmãs.

Em 2005, a pediatra canadiana Susan J. Moore (Figura 1D) e a sua equipa de investigação publicaram um estudo clínico genético e epidemiológico exaustivo da síndrome de Bardet-Biedl, realçando ainda mais as semelhanças fenotípicas entre a síndrome de Bardet-Biedl e a síndrome de Laurence-Moon.

Apesar destas semelhanças, a síndrome de Bardet-Biedl e a síndrome de Laurence-Moon distinguem-se clinicamente pela ausência de polidactilia na síndrome de Laurence-Moon e pela presença de espasticidade [1].

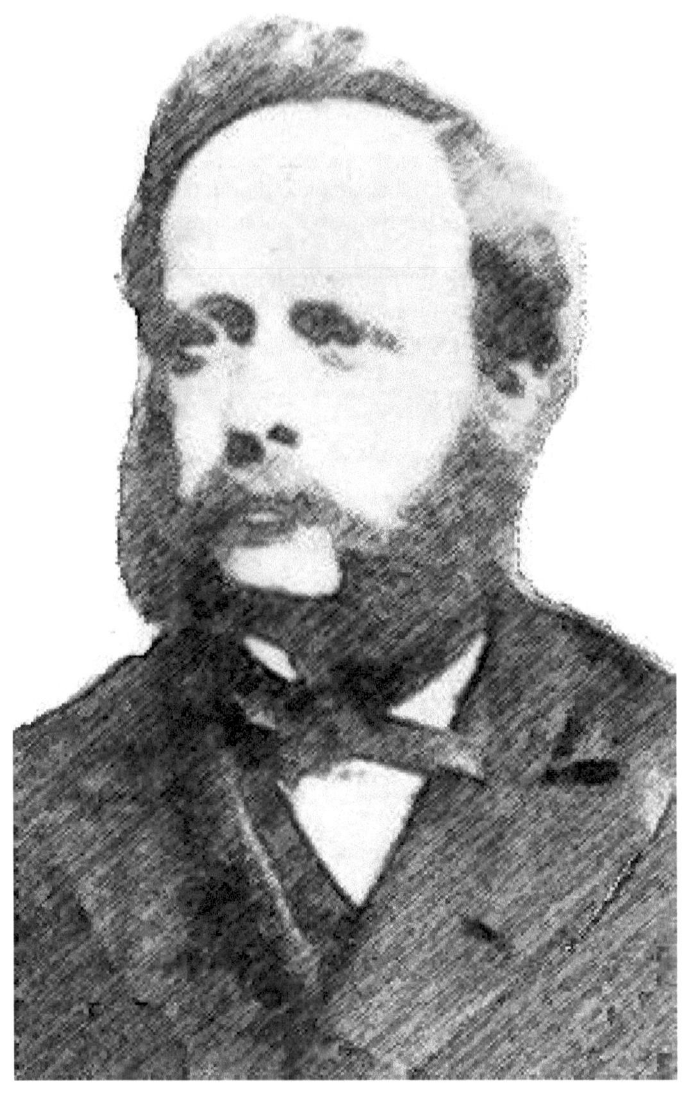

**Figura-1A: John Zachariah Laurence (1829-julho de 1870), um oftalmologista inglês de Londres**

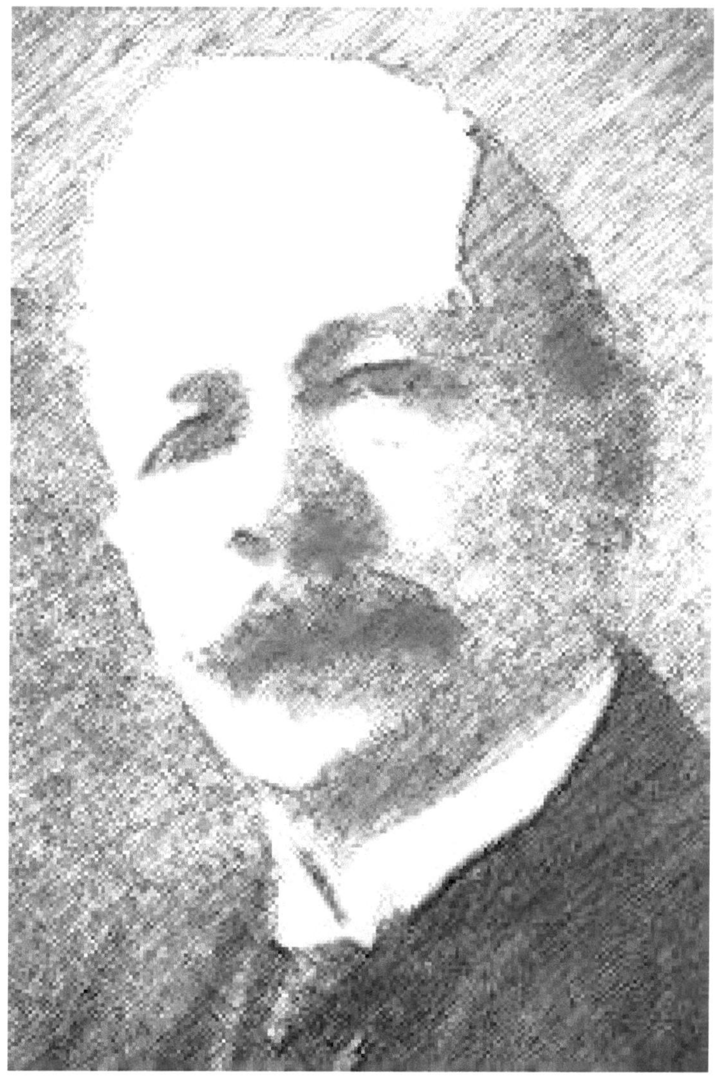

**Figura-1B: Robert Charles Moon (1844-1914), um oftalmologista que trabalhou em Inglaterra e nos Estados Unidos**

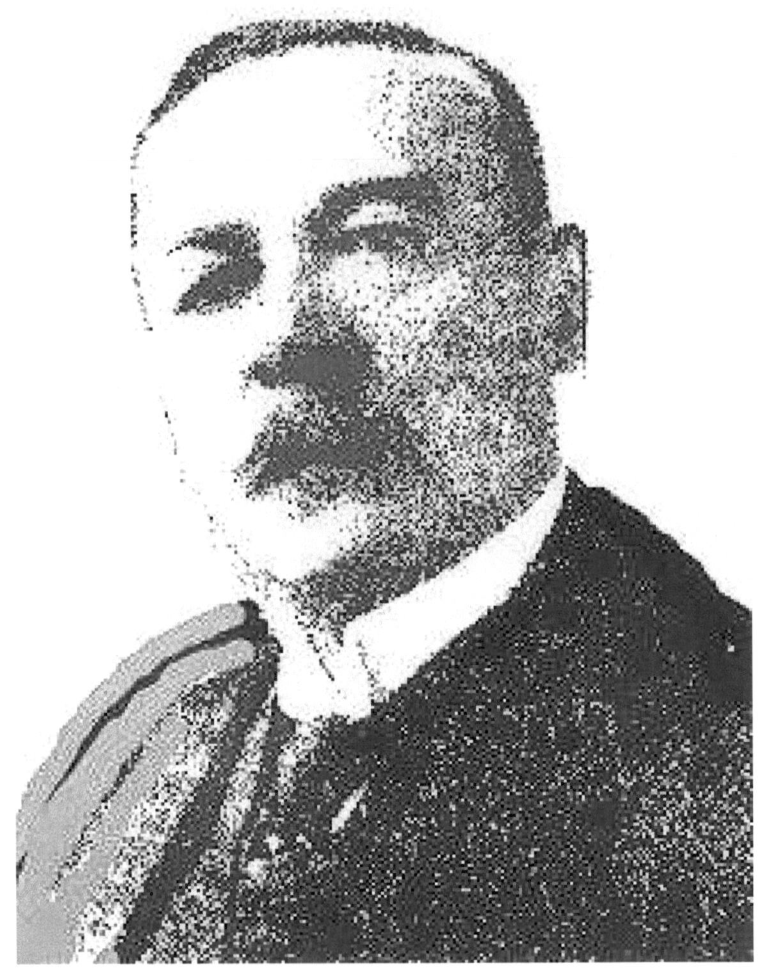

**Figura-1C: Arthur Biedl (4 de outubro de 1869 - 26 de agosto de 1933), patologista húngaro, nascido na Roménia**

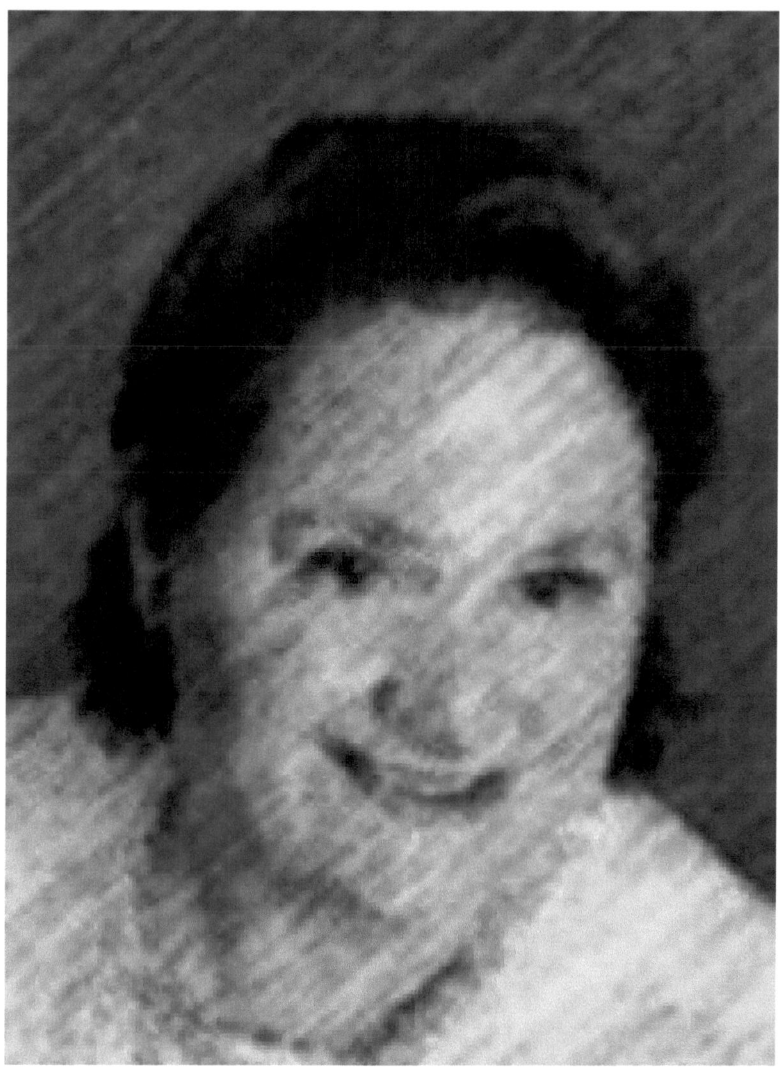

**Figura-1D: Susan J. Moore, uma** pediatra **canadiana**

Em 2002, foi registado o primeiro doente com síndrome de Bardet-Biedl no Iraque. O rapaz tinha polidactilia, obesidade, degeneração da retina e foi hospitalizado no Hospital Universitário de Al-Kadhimiyia devido ao desenvolvimento de insuficiência renal crónica [2].Em 2023, descrevi o segundo caso de síndrome de Bardet-Biedl no Iraque [1].

# DOENTES E MÉTODOS

Este estudo descreve o segundo caso conhecido de síndrome de Bardet-Biedl no Iraque, relatado numa menina curda (Figura-2A) nascida em 5 de agosto de 2013. Inicialmente, a paciente apresentava polidactilia das mãos e dos pés e diminuição da acuidade visual, inicialmente atribuída à miopia, que foi parcialmente corrigida com óculos. Os pais não eram consanguíneos e a irmã mais nova também tinha polidactilia dos pés, mas nenhum outro membro da família apresentava a doença. Ambas as irmãs tiveram seus dígitos extras removidos cirurgicamente (Figura-2B).

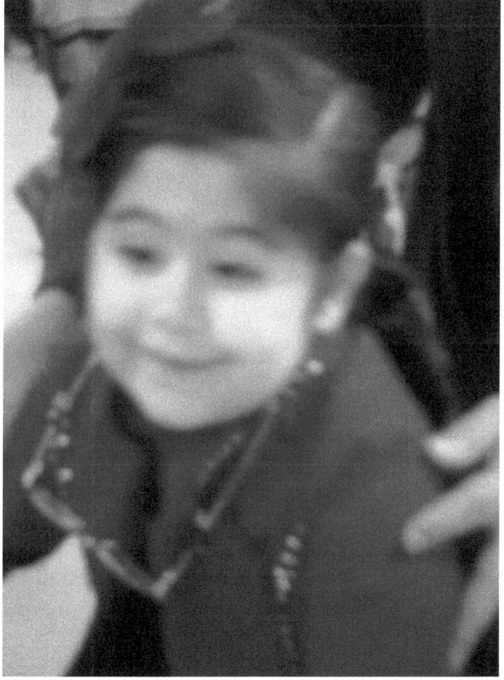

**Figura-2A: O segundo caso de síndrome de Bardet-Biedl no Iraque foi uma rapariga curda**

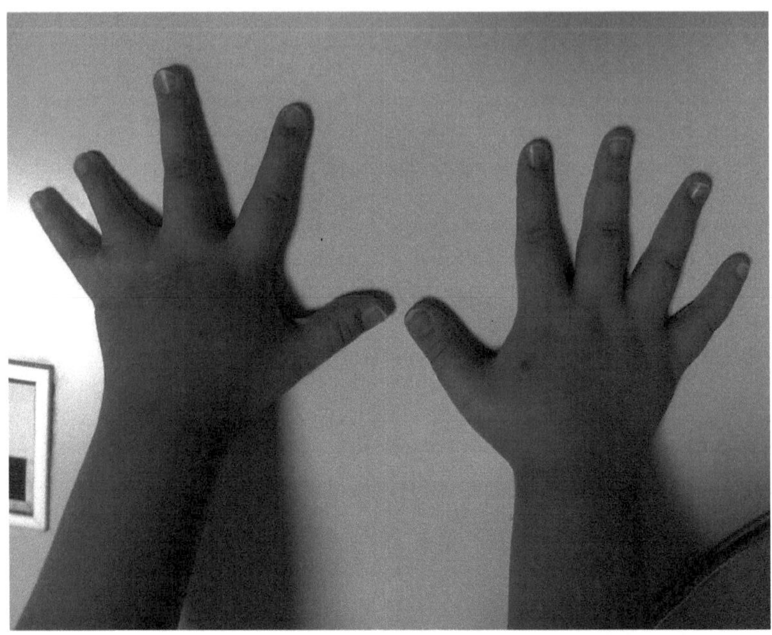

**Figura-2B: Os dígitos extra do paciente foram removidos cirurgicamente**

Na altura da apresentação, o doente frequentava o quarto ano de escolaridade sem quaisquer dificuldades de aprendizagem. A urinálise de rotina e os testes de função renal eram normais.

O exame oftalmológico, incluindo a autofluorescência do fundo do olho (Figura 3), mostrou discos ópticos e periferias retinianas normais, sem evidência de retinite pigmentosa. No entanto, o reflexo foveal era anormal.

Para confirmar o diagnóstico, foi realizada uma electrorretinografia (ERG) em 21 de fevereiro de 2023. Pesquisas anteriores de Prosperi et al. enfatizaram o valor da electrorretinografia no diagnóstico precoce da síndrome de Bardet-Biedl, detectando a degeneração da retina nem sempre visível através da oftalmoscopia durante a infância [3].

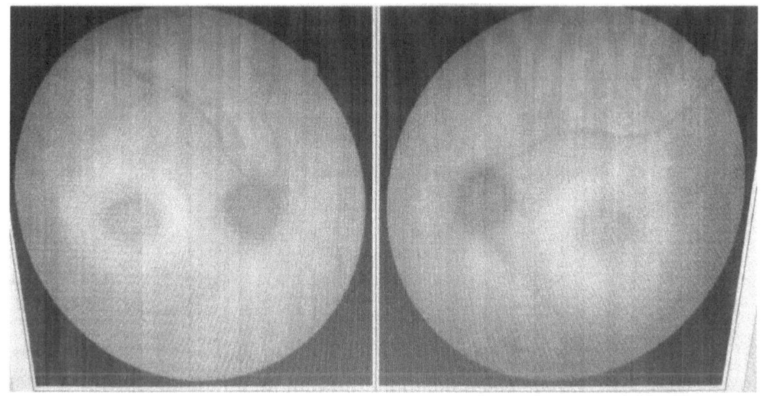

**Figura-3A: Autofluorescência do fundo do olho (21 de fevereiro de 2023)**

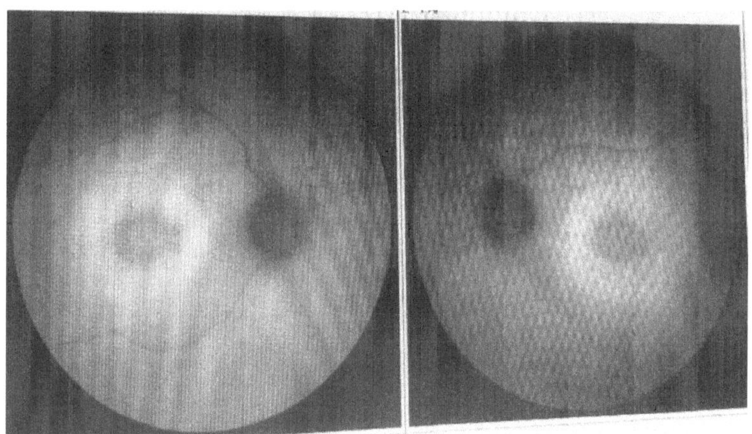

**Figura-3B: Autofluorescência do fundo do olho (21 de fevereiro de 2023)**

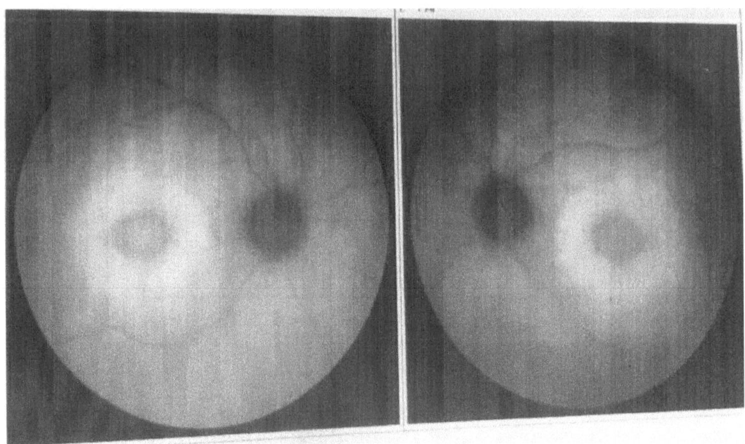

**Figura-3C: Autofluorescência do fundo do olho (21 de fevereiro de 2023)**

**Os principais achados anormais da electroretinografia (Figura 4) incluíram:**

**ERG escotópico (função da haste):**

Função dos bastonetes nitidamente reduzida ou ausente (ERG 0,01), com amplitudes reduzidas das ondas a e b, com tempos implícitos atrasados que indicam uma resposta combinada bastonetes-cones deficiente (ERG 3,0 [Resposta combinada bastonetes-cones]), o que aponta para uma disfunção significativa tanto dos bastonetes como dos cones em condições de fraca luminosidade.

ERG escotópico 10.0: respostas ainda mais reduzidas, reforçando a disfunção do sistema de bastonetes.

**ERG fotópico (função do cone):**

Diminuição da atividade dos cones sob luz intensa (ERG 3.0) com tempos implícitos atrasados, sugerindo degeneração dos cones.

O ERG fotópico 3.0 (resposta dos cones) mostrou uma diminuição das amplitudes da onda b com tempos implícitos atrasados, indicando uma diminuição da atividade dos cones em condições de luz intensa.

A cintilação de 30 Hz (função dos cones) mostrou amplitudes reduzidas e, possivelmente, atrasos no tempo, sugerindo uma disfunção global dos cones.

**Potenciais oscilatórios:**

Amplitudes reduzidas de potenciais oscilatórios no ERG 3.0 escotópico, indicando disfunção da retina interna (por exemplo, células bipolares).

Os pais, preocupados com a natureza progressiva da doença ocular da paciente, foram informados de que a sua visão iria provavelmente deteriorar-se e que ela poderia ficar cega antes dos 30 anos de idade.

A avaliação do erro refrativo e a ceratometria realizada a 9 de dezembro de 2023 revelaram um astigmatismo significativo em ambos os olhos (Tabela 1).

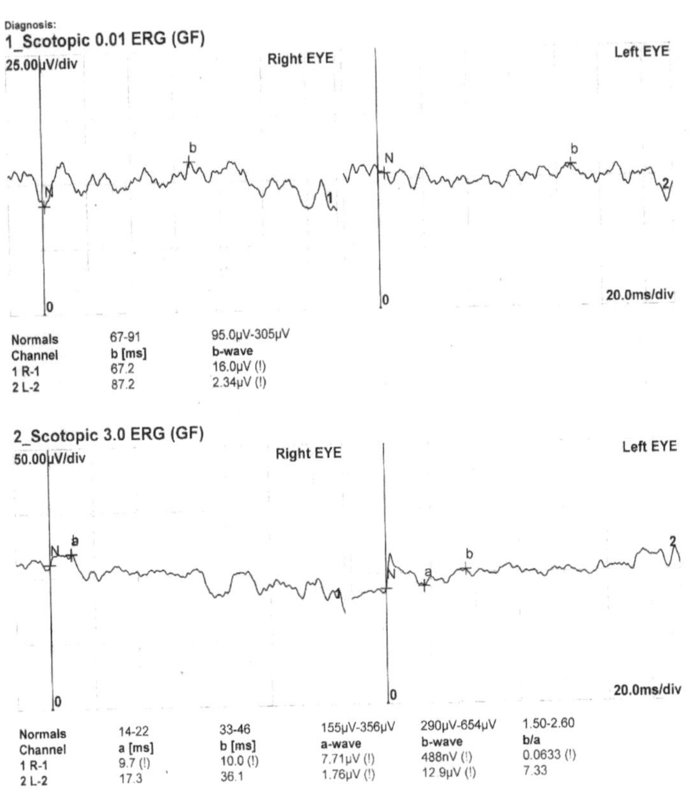


| Normals | 67-91 | 95.0µV-305µV |
|---|---|---|
| Channel | b [ms] | b-wave |
| 1 R-1 | 67.2 | 16.0µV (!) |
| 2 L-2 | 87.2 | 2.34µV (!) |

| Normals | 14-22 | 33-46 | 155µV-356µV | 290µV-654µV | 1.50-2.60 |
|---|---|---|---|---|---|
| Channel | a [ms] | b [ms] | a-wave | b-wave | b/a |
| 1 R-1 | 9.7 (!) | 10.0 (!) | 7.71µV (!) | 488nV (!) | 0.0633 (!) |
| 2 L-2 | 17.3 | 36.1 | 1.76µV (!) | 12.9µV (!) | 7.33 |

**Figura-4A: Electroretinografia (21 de fevereiro de 2023)**

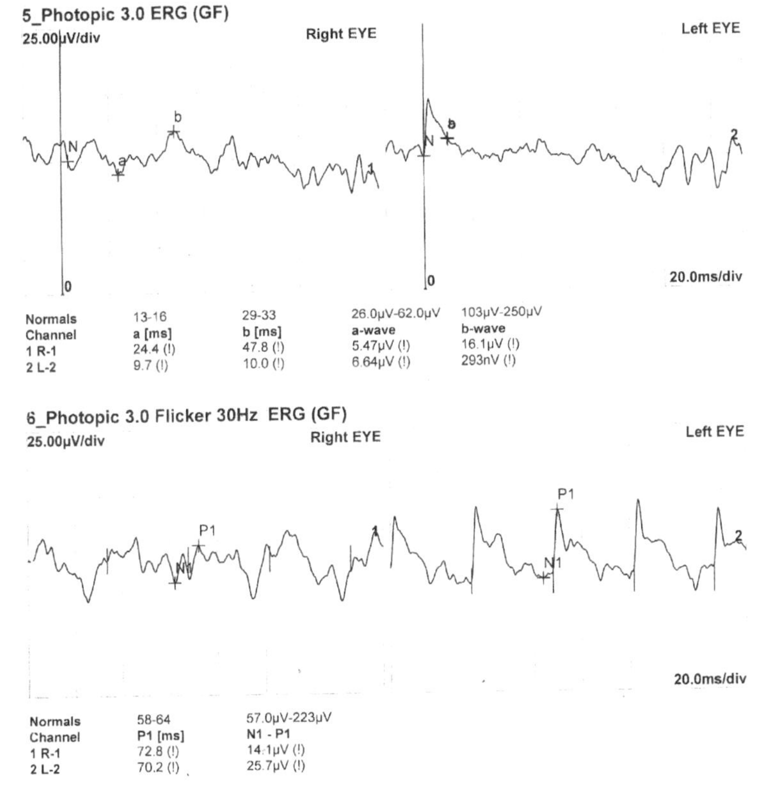


**Figura-4B: Electroretinografia (21 de fevereiro de 2023)**

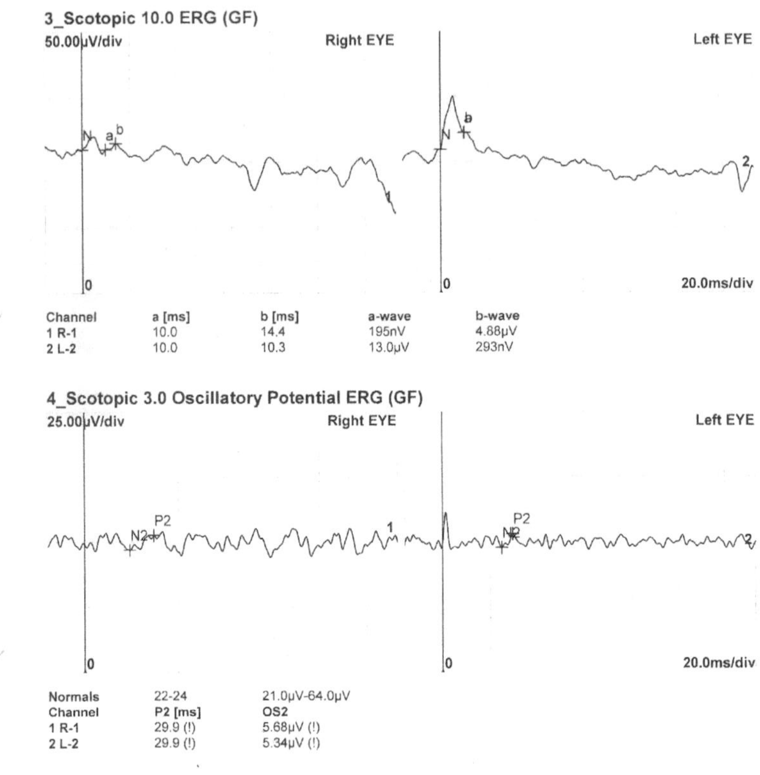


**Figura-4C: Electroretinografia (21 de fevereiro de 2023)**

| | **Erro refrativo** | **Queratometria** |
|---|---|---|
| **Olho direito** | Esfera (-1.00) (Miopia ligeira | Curvatura corneana mais plana: 8,30 mm (41,00D) |
| | Ciclo (-3,00) com um eixo de 180 graus | Curvatura corneana mais acentuada: 7,98 mm (42,25D) |
| | Astigmatismo significativo | Curvatura irregular da córnea (Astigmatismo) |
| **Olho esquerdo** | | Curvatura corneana mais plana: 8,25 mm (41,00D) |
| | Ciclo (-2,25) com um eixo de 175 graus | Curvatura corneana mais acentuada: 7,98 mm (42,25D) |
| | Astigmatismo moderado | Astigmatismo semelhante ao do olho direito |

**Quadro 1**

# RESULTADOS

**Acuidade visual e erro refrativo:**

- **Acuidade visual inicial (24 de agosto de 2017):**
  - Olho direito (OD): 6/12, Olho esquerdo (LE): 6/12
- **Deterioração visual progressiva:**
  - março de 2024: RE: 6/60, LE: 6/60
  - Declínio significativo observado entre junho de 2021 (RE 6/18, LE 6/18) e janeiro de 2023 (RE 6/24, LE CF 4m).

O doente apresentou uma deterioração progressiva da acuidade visual, especialmente após 2021, consistente com a progressão da degenerescência da retina. O erro refrativo também piorou ao longo do tempo, com a miopia a aumentar e o astigmatismo a permanecer estável.

**Resumo do erro refrativo:**

Valores esféricos (Sph): Inicial (agosto de 2017): RE: -2,00, LE: -2,00 (miopia consistente).

Aumento progressivo da miopia, atingindo RE: -3,00 em março de 2023 e mantendo-se depois.

O olho esquerdo apresenta um erro esférico mais elevado em dezembro de 2023: -2,50 em comparação com o olho direito (-1,00).

Valores cilíndricos (Cyl) e do eixo: Astigmatismo consistente de -0,50 a -0,75 ao longo dos anos, com o eixo a manter-se em 180 graus ou próximo, indicando astigmatismo regular.

A rapariga sofreu uma deterioração acentuada da acuidade visual, especialmente em janeiro de 2023, o que sugere uma potencial progressão de problemas relacionados com a retina ou o nervo ótico. Também registou uma progressão constante da miopia:

Agravamento nítido da miopia ao longo do tempo, mais acentuado no olho esquerdo em dezembro de 2023.

Flutuação mínima nos valores de astigmatismo, indicando que o principal problema é a miopia progressiva e não as alterações irregulares da córnea.

**A queda significativa da acuidade visual, particularmente no início de 2023, sugere o avanço da degeneração da retina como uma caraterística marcante da progressão ocular da doença.**

O agravamento da acuidade sugere uma degeneração progressiva da retina consistente com retinite pigmentosa, uma caraterística da Síndrome de Bardet-Biedl. A presença de retinite pigmentosa pode causar um declínio lento mas constante da visão central e periférica.

**Exame oftalmológico e constatações (9 de dezembro de 2023):**

Motilidade ocular: Normal (sem estrabismo ou movimentos oculares anormais).
Retinoscopia: Aspeto de espícula óssea do epitélio pigmentar da retina que é caraterístico da retinite pigmentosa.

As imagens do Wavelight Allegro Oculyzer (Figura 5) revelaram as seguintes anomalias específicas:

1. O mapa sagital (Anterior) da Curvatura (Topografia) mostrou um padrão irregular com áreas de inclinação (amarelo/laranja) e achatamento (verde/azul), especialmente no olho esquerdo (OS), indicando curvatura corneana irregular e astigmatismo corneano.

Inclinação assimétrica: A inclinação não está distribuída uniformemente, sugerindo uma biomecânica anormal da córnea, que pode estar associada a ectasia ou distrofia da córnea.

2. O mapa de elevação posterior mostrou áreas de elevação anormal relativamente à esfera de referência (zonas amarelas/laranjas). Os desvios da elevação normal da córnea posterior são significativos.

Estes podem sugerir sinais precoces de ectasia ou queratocone subclínico, comuns em doenças sindrómicas.

3. O mapa de paquimetria mostrou um afinamento generalizado da córnea com redução da espessura central da córnea, provavelmente abaixo do intervalo normal (~530-550 µm em indivíduos saudáveis). O afinamento é mais pronunciado na periferia, indicado pelas zonas azuis/verdes no mapa.

O perfil de espessura assimétrico suporta ainda a estrutura irregular da córnea.

4. A asfericidade (valores Q) e os índices de irregularidade da superfície apresentam provavelmente desvios, como se pode inferir da forma dos mapas de curvatura da córnea. Estes são indicadores-chave de uma morfologia anormal da córnea.

5. Existe uma clara diferença entre os dois olhos (OD vs. OS) em termos de forma da córnea, espessura e elevação posterior. Esta assimetria é anormal e sugere uma biomecânica irregular.

6. O gráfico do perfil espacial da espessura da córnea mostra uma queda mais acentuada na espessura do centro para a periferia em comparação com olhos normais. Isto é consistente com o adelgaçamento da córnea ou ectasia.

**Estes achados sugerem fortemente astigmatismo irregular, afinamento generalizado da córnea e possível ceratocone subclínico, que pode ocorrer como parte da Síndrome de Bardet-Biedl devido aos seus efeitos no tecido conjuntivo e na integridade da córnea.**

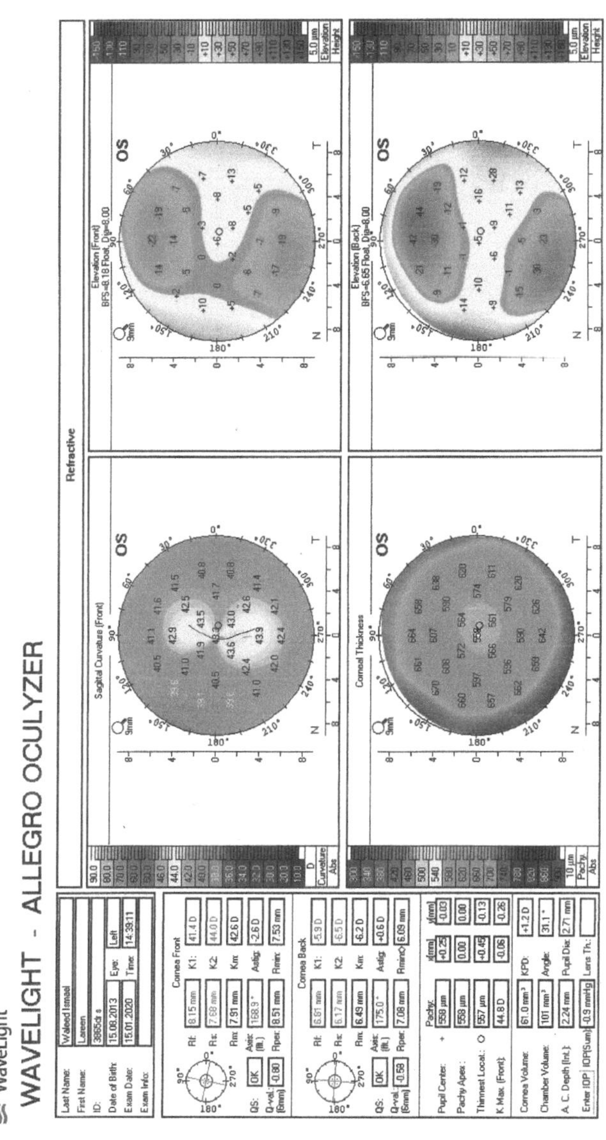


**Figura-5A: Oculizador Wavelight Allegro**

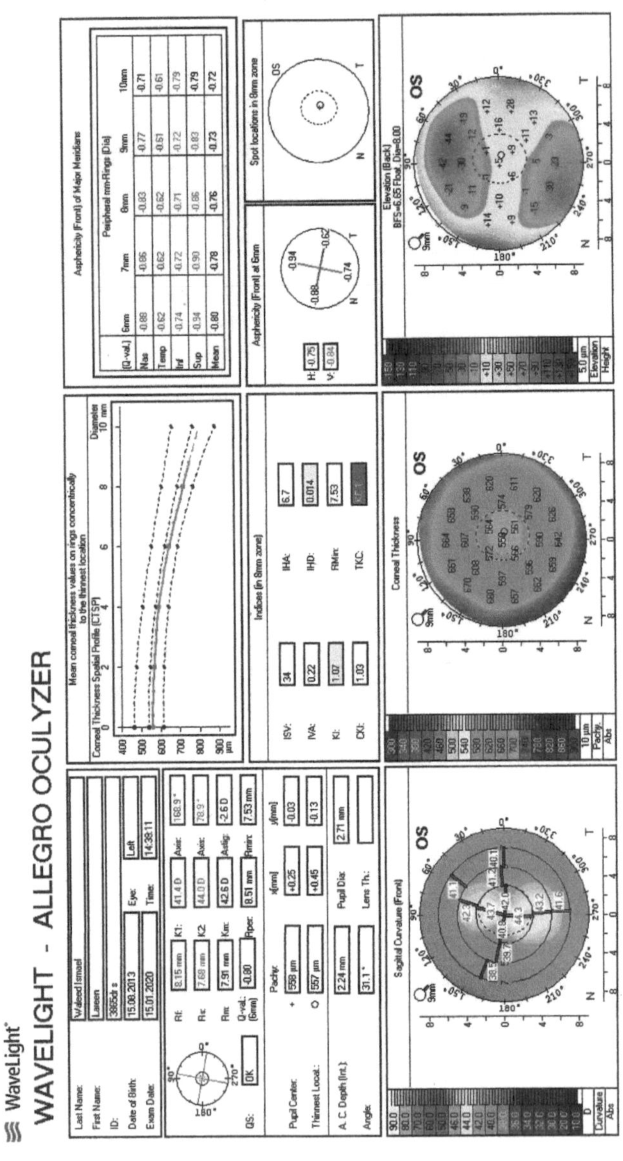


**Figura-5B: Oculizador Wavelight Allegro**

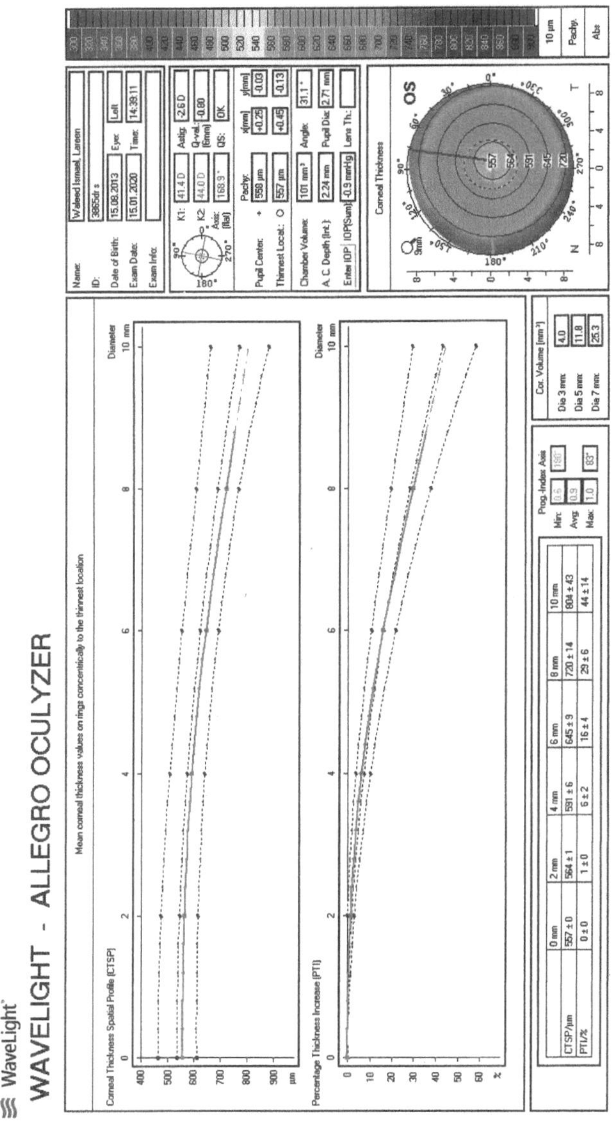


**Figura-5C: Oculizador Wavelight Allegro**

**As conclusões do Pentacam incluem:**

**Pentacam 4 Mapas Refractivos (Figura-6A)**

**1. O mapa axial/sagital** mostrou evidência de assimetria na curvatura da córnea e possível inclinação da córnea, sugerindo alterações ectáticas.
**2. Os mapas de elevação frontal/traseiro** mostraram valores de elevação aumentados, particularmente no mapa posterior, o que pode indicar ceratocone ou ectasia precoce.
**3. A espessura da córnea (paquimetria)** mostrou uma redução acentuada do ponto **mais fino, o** que parece ser um sinal importante no ceratocone.

**Análise Refractiva Pentacam (Figura-6B)**

**1. Asfericidade da córnea (valor Q):** Valor Q anormal (muito negativo ou com desvio significativo do normal), frequentemente observado no ceratocone. **2. Análise da frente de onda:** Valores elevados de coma ou outras aberrações de ordem superior tipicamente associadas a superfícies irregulares da córnea.
**3. Refração e curvatura:** Sinais de astigmatismo irregular ou anisotropia significativa na curvatura.

**Análise paquimétrica Pentacam (Figura-6C)**

**1. Perfil Espacial da Espessura da Córnea (CTSP):** Adelgaçamento do centro da córnea em comparação com as zonas periféricas, com desvio dos padrões normais de espessura.

**2. Valores aumentados do Índice de Progressão paquimétrica**, sugerindo uma maior probabilidade de ectasia.

**3. Distribuição da espessura da córnea:** O ponto paquimétrico mais fino está deslocado, um achado típico do ceratocone.

**Os achados do pentacam indicam ceratocone ou uma doença ectásica corneana semelhante. No contexto da BBS (Síndrome de Bardet-Biedl), a ectasia secundária devida a factores sistémicos ou genéticos também pode ser considerada.**

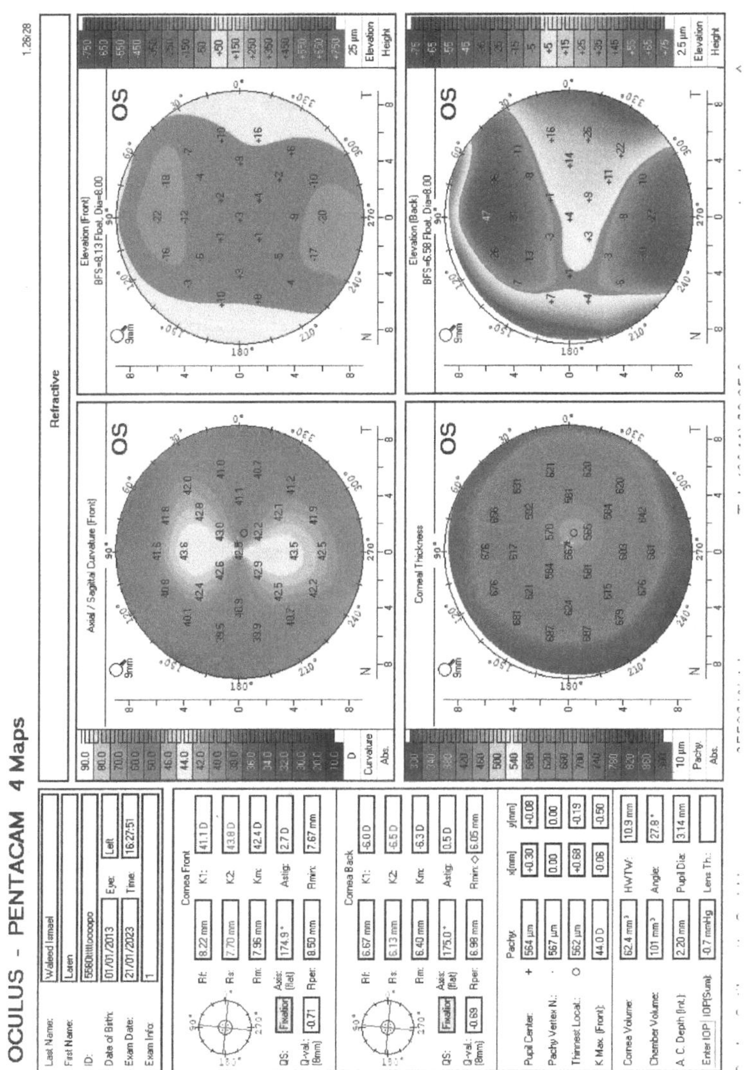


**Figura-5A: Pentacam 4 Mapas Refractive**

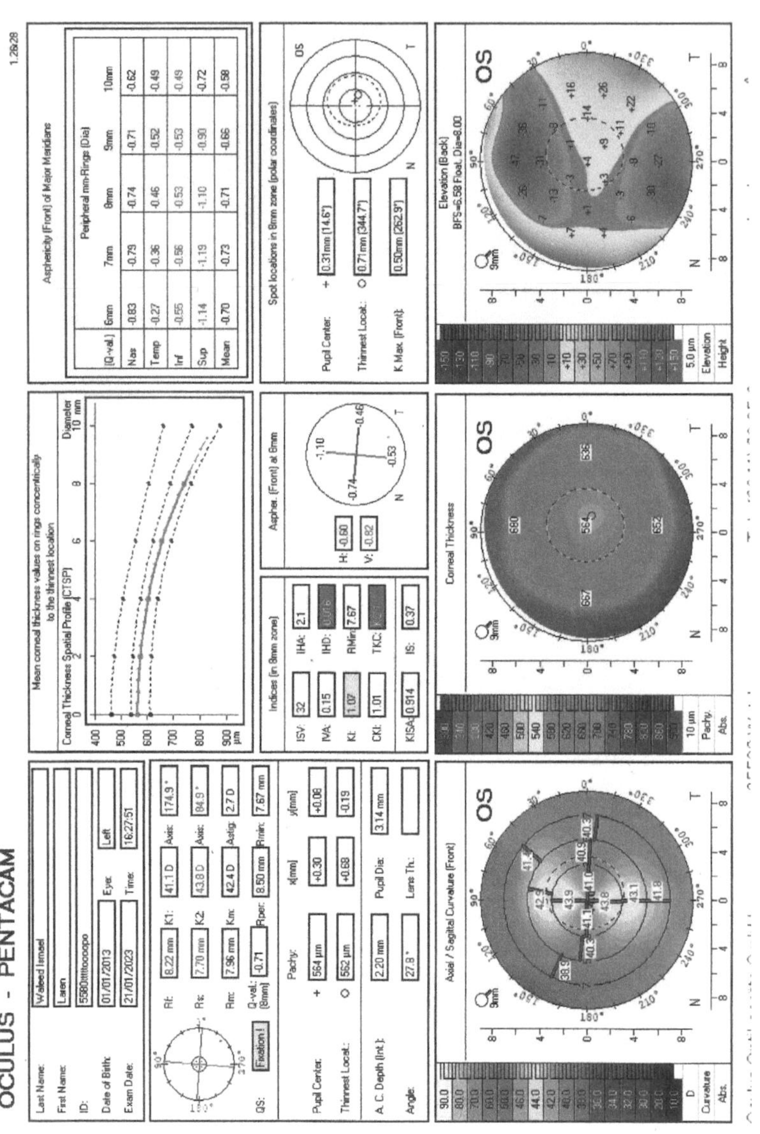


**Figura-6B: Análise refractiva do Pentacam**

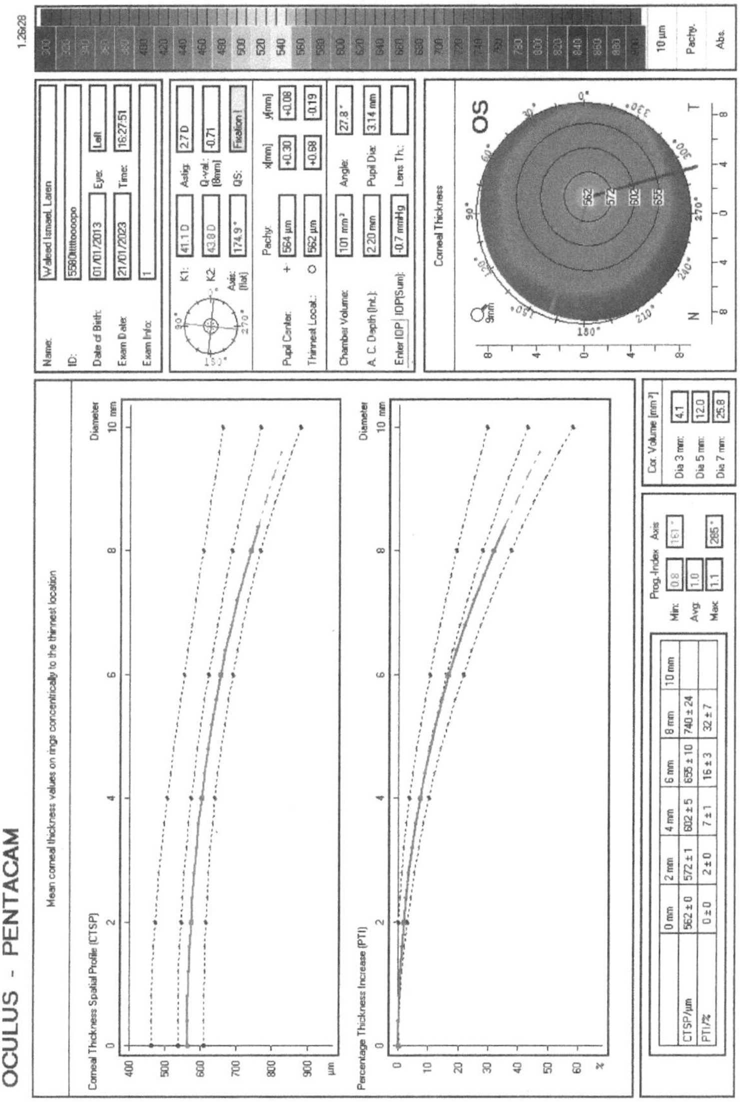


**Figura-6C: Análise paquimétrica Pentacam**

Tomografia de coerência ótica (Figura-7) efectuada no dia 10th de dezembro de 2023:

O mapa de espessura, que mostra uma distribuição de espessura codificada por cores, revelou um afinamento generalizado da retina, particularmente na região da área foveal central, que é comum na degenerescência progressiva da retina, como a síndrome de Biedle-Bardet.

O mapa de espessura macular mostrou áreas de espessura macular reduzida, indicadas por cores mais frias (azul/verde), o que sugere atrofia da camada de fotorreceptores e do epitélio pigmentar da retina, que é uma marca da distrofia da retina da síndrome de Biedle-Bardet.

Verificou-se também um adelgaçamento e uma rutura das camadas externas da retina (fotorreceptores e epitélio pigmentar da retina).

Os achados do mapa de espessura total (Figura 8) mostraram alterações simétricas bilaterais que são típicas da distrofia genética (Tabela 2).

| | |
|---|---|
| **Emagrecimento marcado da retina (zonas azuis e verdes)** | O afinamento é particularmente observado nas regiões perifoveal e macular. |
| **Perturbação das camadas da retina** | A irregularidade das camadas externas da retina, especialmente no fotorreceptor e no epitélio pigmentar da retina, é revelada por imagens de secção transversal B-scan. |
| **Perda do contorno foveal** | A região macular não apresenta a depressão normal (contorno foveal), o que indica alterações estruturais na retina central. |
| **Perturbação global do epitélio pigmentar da retina/coroideia** | O painel inferior mostra anomalias globais no epitélio pigmentar da retina/coroideia, representando cores dispersas que se desviam do padrão normal, indicando atrofia ou degeneração do epitélio pigmentar da retina. |

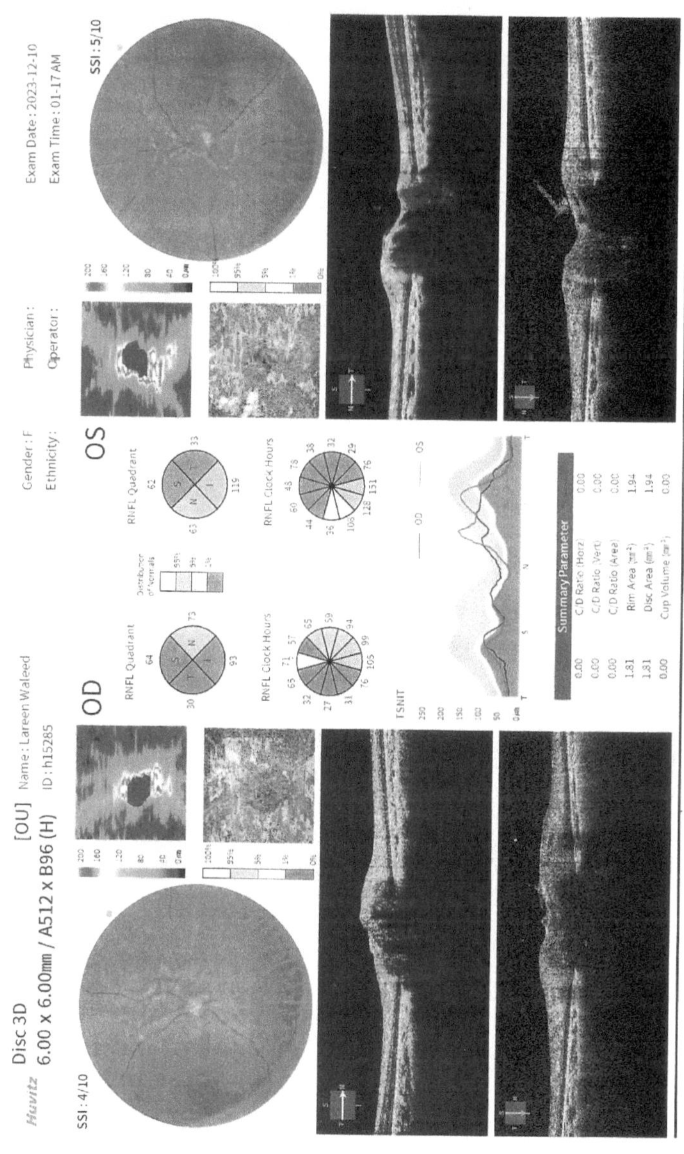


**Figura-7A: Tomografia de coerência ótica (10 de dezembro de 2023)**

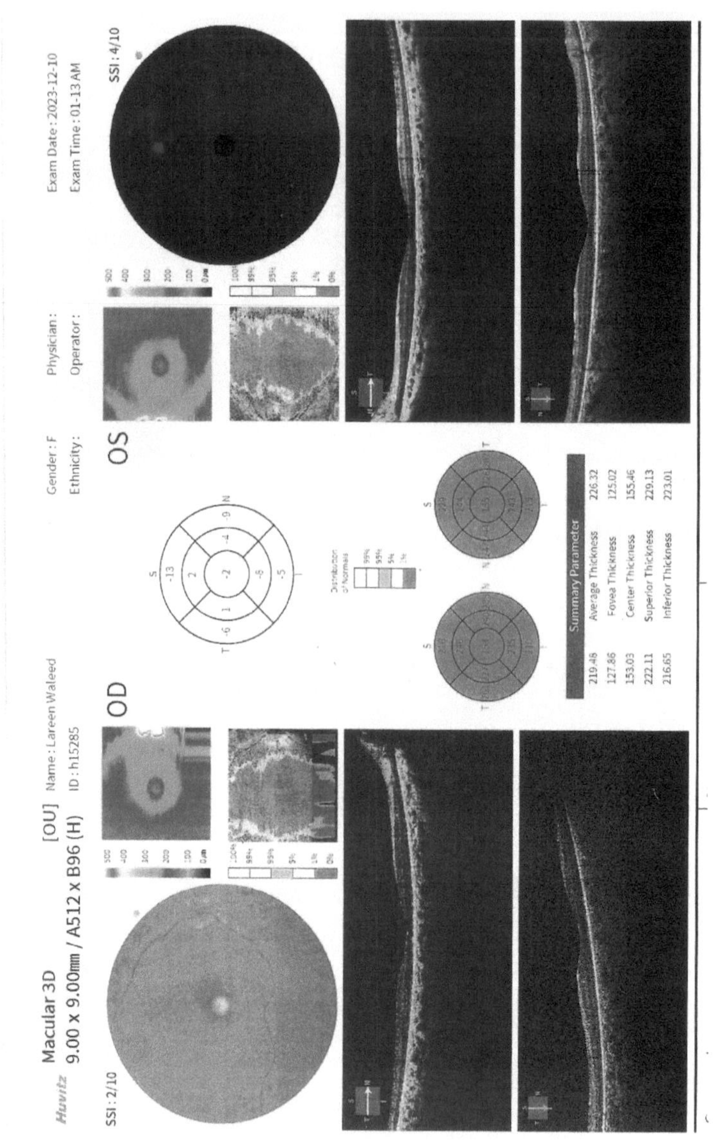


**Figura-7B: Tomografia de coerência ótica (10 de dezembro de 2023)**

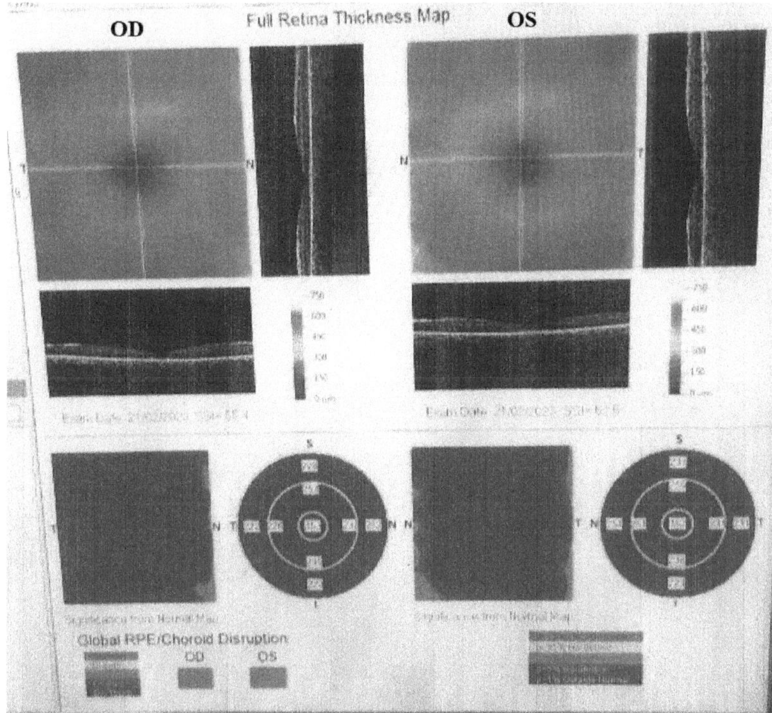


**Figura-8: Mapa de espessura total**

A rapariga (Figura-9) foi observada a 13 de fevereiro de 2024, no seguimento da Acuidade Visual):

Olho direito: 6/36 (não corrigido) Olho esquerdo: 6/36 (não corrigido)

Ambos os olhos pioraram ainda mais, com a acuidade visual não corrigida a cair para 6/36 (20/120) em ambos os olhos. Isto indica que a sua visão está significativamente comprometida e que pode estar a aproximar-se das fases avançadas da retinite pigmentosa, em que a perda de visão central e periférica é mais acentuada.

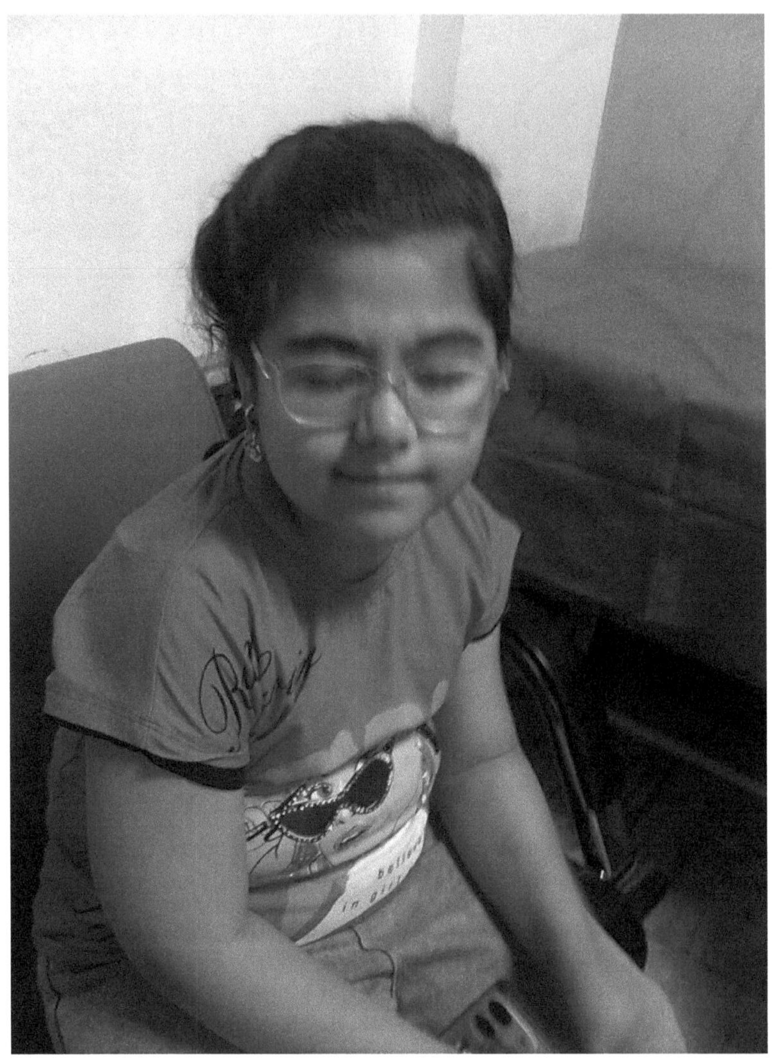

**Figura-9: A rapariga foi vista em 13 de fevereiro de 2024**

Uma descida em ambos os olhos para 6/36 pode sugerir que a degeneração da retina está a progredir simetricamente. Na retinite pigmentosa, a visão central é frequentemente a última a desaparecer, mas à medida que a doença avança, tanto a visão central como a periférica podem ser afectadas, levando a uma deficiência visual profunda.

Erro de refração (10 de fevereiro de 2024):

A doente tem 3 dioptrias de miopia (miopia) [Sphere:-3.0] em ambos os olhos, o que significa que necessita de uma prescrição para ter uma visão clara ao longe.

Tomografia de coerência ótica efectuada em 13th de fevereiro de 2024:

O exame em corte transversal mostrou rutura ou adelgaçamento da camada externa da retina (camada fotorreceptora e epitélio pigmentar da retina), especialmente na região central, o que é consistente com distrofia da retina.

Estes resultados reflectem alterações degenerativas que afectam a retina e são consistentes com as alterações da retinite pigmentosa, uma caraterística fundamental da síndrome de Biedle-Bardet.

A tomografia de coerência ótica também mostrou adelgaçamento da camada de fibras nervosas da retina, o que sugere atrofia do nervo ótico, uma potencial complicação da síndrome de Biedle-Bardet.

Os principais achados da tomografia de coerência ótica (Figura-10) que foi perfumada no dia 13th de fevereiro de 2024) incluíram:

Revelou um afinamento generalizado da retina, especialmente na região foveal central, caraterístico da distrofia da retina.

A espessura macular e a rutura da camada externa da retina confirmaram a degenerescência da retina.

Foram observadas alterações simétricas bilaterais, típicas das distrofias retinianas genéticas.

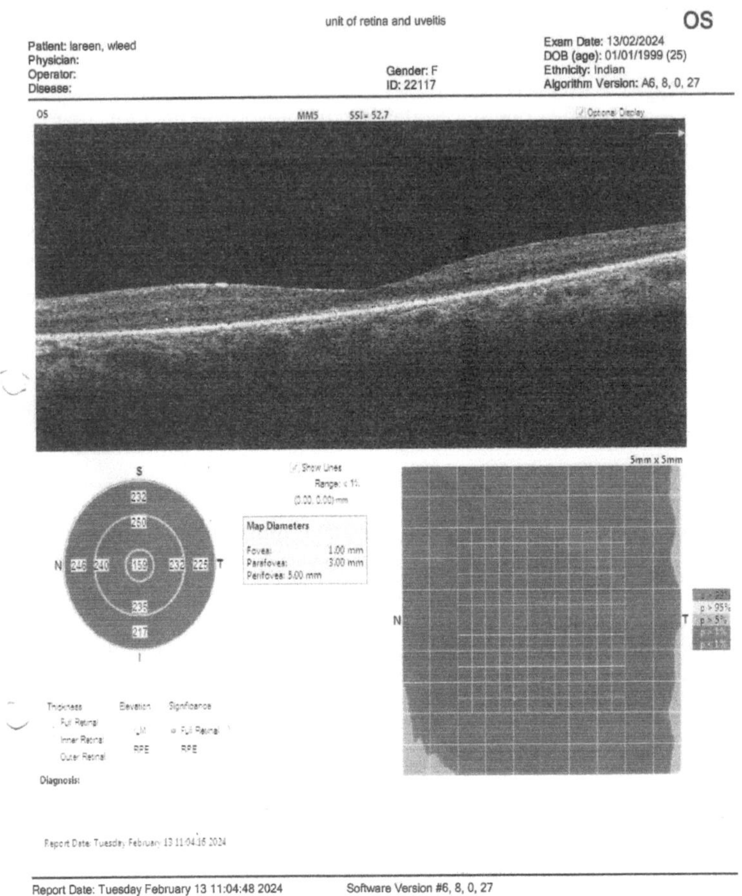


**Figura-10A: Tomografia de coerência ótica (13 de fevereiro de 2024)**

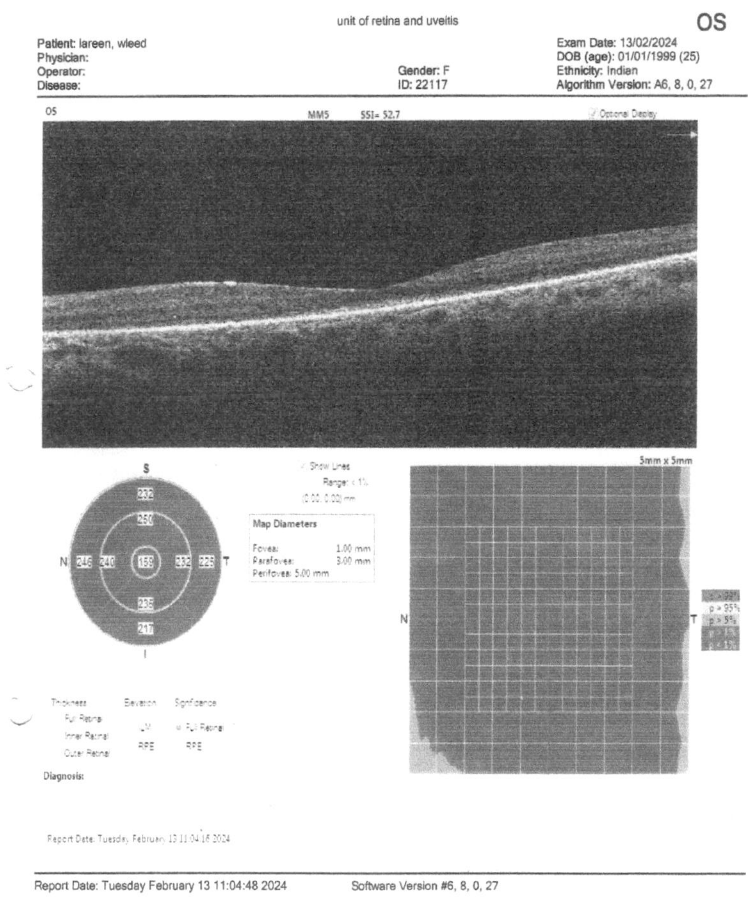


**Figura-10B: Tomografia de coerência ótica (13 de fevereiro de 2024)**

Prescrição dos óculos (13 de fevereiro de 2024):

Olho direito: -1,0 (esfera), -3,0 (astigmatismo), eixo 180° (astigmatismo horizontal).

Olho esquerdo: -1,0 (esfera), -3,0 (astigmatismo), eixo 180° (astigmatismo horizontal).

A acuidade visual corrigida com óculos era de 6/24 e a acuidade visual do olho esquerdo era de 6/18. Os óculos não foram mudados.

A doente tem miopia e astigmatismo em ambos os olhos, que podem contribuir para a redução da acuidade visual se não forem corrigidos. No entanto, a principal causa da deterioração da visão é provavelmente a degenerescência progressiva da retina associada à Síndrome de Bardet-Biedl e não o erro refrativo.

A sua prescrição de óculos parece corrigir adequadamente o seu erro refrativo. No entanto, o agravamento da acuidade não corrigida indica que a sua perda de visão se deve principalmente à retinite pigmentosa. O astigmatismo (com o eixo a 180°) é relativamente comum e é eficazmente corrigido com os seus óculos.

O familiar da criança, Dr. Omeed Abdullah (Figura 11), que é pediatra, pediu que se considerasse a possibilidade de utilizar terapias preventivas para preservar a sua visão. Por conseguinte, foram consideradas terapias seguras baseadas em evidências.

Foi administrado um curso inicial de um mês de 10 doses de citicolina intramuscular, seguido de suplementação a longo prazo com luteína, co-enzima Q10 e citicolina oral. Posteriormente, a citicolina oral foi substituída por uma preparação oftálmica de citicolina tópica e, mais tarde, foi acrescentada a goji berry oral, ambos os medicamentos trazidos do exterior do Iraque.

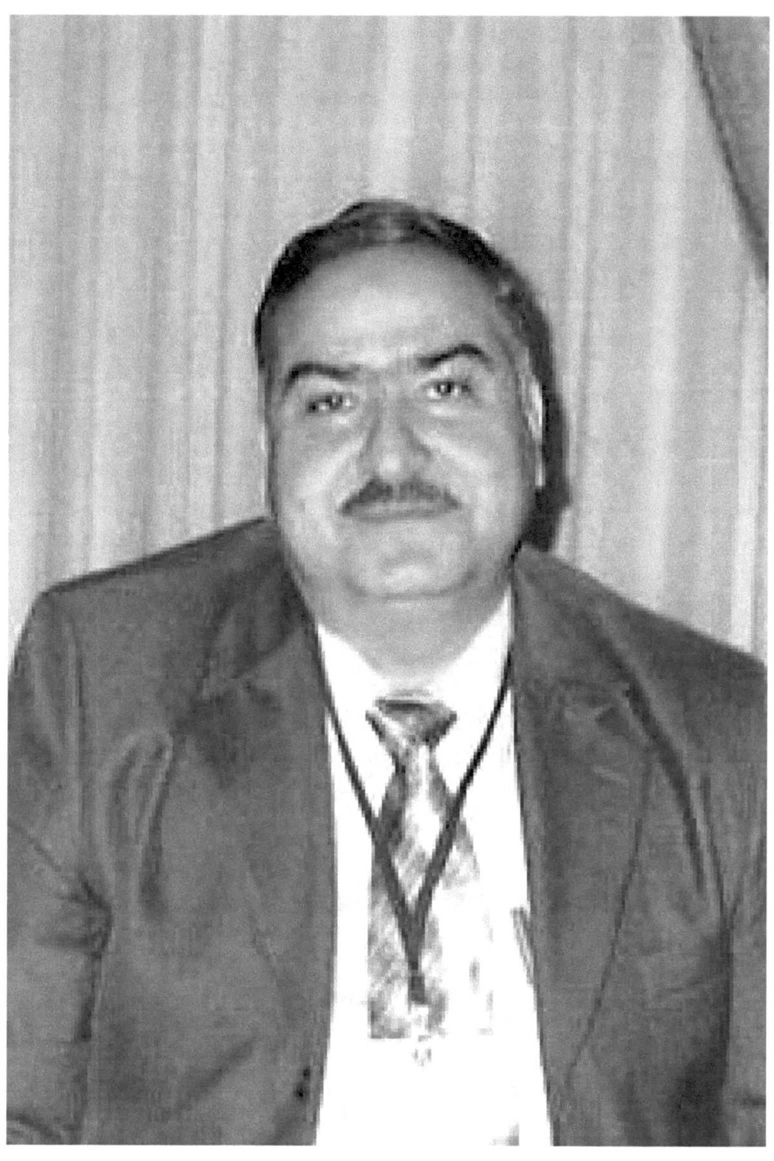

**Figura-11: O familiar da criança, Dr. Omeed Abdullah, um pediatra curdo**

# DISCUSSÃO

A síndrome de Bardet-Biedl e a síndrome de Laurence-Moon são doenças progressivas com caraterísticas que se sobrepõem. No caso da nossa doente, a natureza progressiva da sua degenerescência da retina alinha-se com a progressão típica da retinite pigmentosa, uma caraterística da síndrome de Bardet-Biedl.

Embora não exista uma cura estabelecida para a degenerescência da retina nestas síndromes, têm sido exploradas várias terapêuticas para retardar a progressão e preservar a visão.

Antes de nos debruçarmos sobre as novas terapias potenciais baseadas na evidência disponíveis e relevantes para as anomalias oculares da síndrome de Bardet-Biedl, é imperativo sublinhar os princípios da medicina baseada na evidência, em que a evidência da investigação é integrada com a experiência clínica e os valores do doente para otimizar os cuidados do doente.

A atualização e a inovação das práticas médicas e dos cuidados prestados aos doentes deveriam, idealmente, basear-se em provas sólidas, mas tal nem sempre é possível, e não existem as melhores provas para lidar com muitos dos problemas médicos que não dispõem de um tratamento eficaz ou satisfatório conhecido.

Por conseguinte, a comunidade médica tem confiado cada vez mais nos médicos mais experientes que podem utilizar judiciosamente provas menos sólidas da investigação publicada, incluindo provas de ensaios controlados e não controlados, e mesmo as provas disponíveis a partir de relatos de casos publicados [4,5,6].

Dada a falta de provas sólidas para um regime terapêutico universal, as estratégias de tratamento baseiam-se frequentemente na opinião de peritos, em relatos de casos e em investigação emergente.

Estudos recentes sugerem o papel potencial dos antioxidantes e dos agentes neuroprotectores, como a citicolina, a coenzima Q10, a luteína e as bagas de goji, no controlo da degenerescência da retina. Acredita-se que estas terapias proporcionam efeitos neuroprotectores, reduzem o stress oxidativo e melhoram a função mitocondrial, todos eles cruciais em doenças como a SBR. [7-11].

Para este doente, foi iniciado um regime terapêutico combinado composto por **bagas de goji (Lycium barbarum)**, **coenzima Q10**, **luteína** e **citicolina tópica**, com base em provas que sugerem a sua eficácia na proteção da retina. Estes suplementos podem ajudar a proteger a retina dos danos oxidativos e a retardar a progressão da degeneração da retina. Embora não estejam universalmente disponíveis no Iraque, estas terapias foram obtidas externamente para o doente.

A nossa recomendação baseou-se nas provas emergentes (Chan et al., 2019, Bahrami et al. 2006; Mao et al., 2016; Parravano et al., 2020; Zhang et al., 2017) que sugerem o potencial papel terapêutico da citicolina, da coenzima Q10 e da luteína da baga de goji (Lycium barbarum) no tratamento de várias doenças da retina e oculares, incluindo as que afectam as crianças, como a miopia ou a degeneração da retina [7-11].

Os trabalhos de Chan et al., 2019 e Bahrami et al., 2006, abordaram especificamente o possível papel das bagas de goji e da luteína, respetivamente, no tratamento da retinite pigmentosa. No entanto, inicialmente não foi possível adotar esta abordagem terapêutica recomendada devido à indisponibilidade de alguns itens [7,8].

Neste doente, utilizámos citicolina com base na nossa vasta experiência com a utilização de citicolina em crianças, que foi resumida num livro intitulado "Citicoline research progress", que foi traduzido para várias línguas [12].

Um artigo intitulado "The use of citicoline in ophthalmology" resumiu a evidência que apoia o uso de citicolina neste doente [13].

A citicolina (citidina difosfato-colina) é um composto natural envolvido na síntese de fosfolípidos, que são essenciais para a estrutura da membrana celular, particularmente no sistema nervoso central e na retina. Foi sugerido que a citicolina pode melhorar a função da retina, retardar a progressão da perda de visão e proteger contra danos adicionais através do apoio à integridade das células da retina, promovendo a síntese de fosfolípidos, melhorando a função mitocondrial e protegendo as células da retina do stress oxidativo.

Estes mecanismos são particularmente relevantes para doenças como a síndrome de Bardet-Biedle, em que a degeneração das células da retina é uma preocupação central [12, 13].

Em 2019, investigadores chineses liderados por Henry Chan Ho-lung (Figura-12A) sugeriram que a baga de Goji (Lycium barbarum L), um suplemento de polissacáridos de plantas chinesas, poderia ter um efeito neuroprotector na retina que poderia eventualmente ser utilizado para atrasar a deterioração da visão em doentes com retinite pigmentosa.

Relataram um estudo controlado por placebo que incluiu 42 pacientes com retinite pigmentosa. 23 pacientes foram tratados com um suplemento oral de bagas de Goji durante um ano e 19 receberam um placebo. O tratamento evitou o afinamento da camada macular que ocorreu nos pacientes que receberam placebo (P: 0,008).

O tratamento não foi associado a efeitos adversos importantes. Os autores sugerem que o suplemento de bagas de Goji tem um efeito neuroprotector na retina e pode ser utilizado para retardar ou minimizar a degenerescência dos cones.

As bagas de goji são conhecidas pelas suas propriedades antioxidantes e têm demonstrado melhorar a saúde e a função da retina, aumentando o fluxo sanguíneo da retina e reduzindo a inflamação. Para o nosso doente, as bagas de goji poderiam ajudar a proteger a retina dos danos oxidativos, melhorar a circulação sanguínea da retina e potencialmente retardar a progressão de doenças da retina, incluindo condições como a retinite pigmentosa ou a degenerescência macular [7].

A luteína é um carotenoide conhecido pelas suas propriedades antioxidantes, tendo demonstrado ser particularmente benéfico para proteger a retina dos danos oxidativos. A luteína acumula-se na mácula do olho, onde ajuda a filtrar a luz azul nociva e a proteger as células da retina do stress oxidativo.

De acordo com o oftalmologista Hossein Bahrami e os seus colegas dos Estados Unidos, a suplementação com luteína foi estudada no contexto da retinite pigmentosa, onde mostrou potencial para preservar a visão e abrandar a progressão da doença [8].

A coenzima Q10 é um antioxidante que desempenha um papel fundamental na função mitocondrial e na produção de energia. Foi demonstrado que tem efeitos neuroprotectores, particularmente em doenças que envolvem a degeneração da retina, incluindo a retinite pigmentosa. A CoQ10 ajuda a atenuar o stress oxidativo e melhora o metabolismo energético celular na retina, o que é crucial para manter a integridade e a função das células da retina.

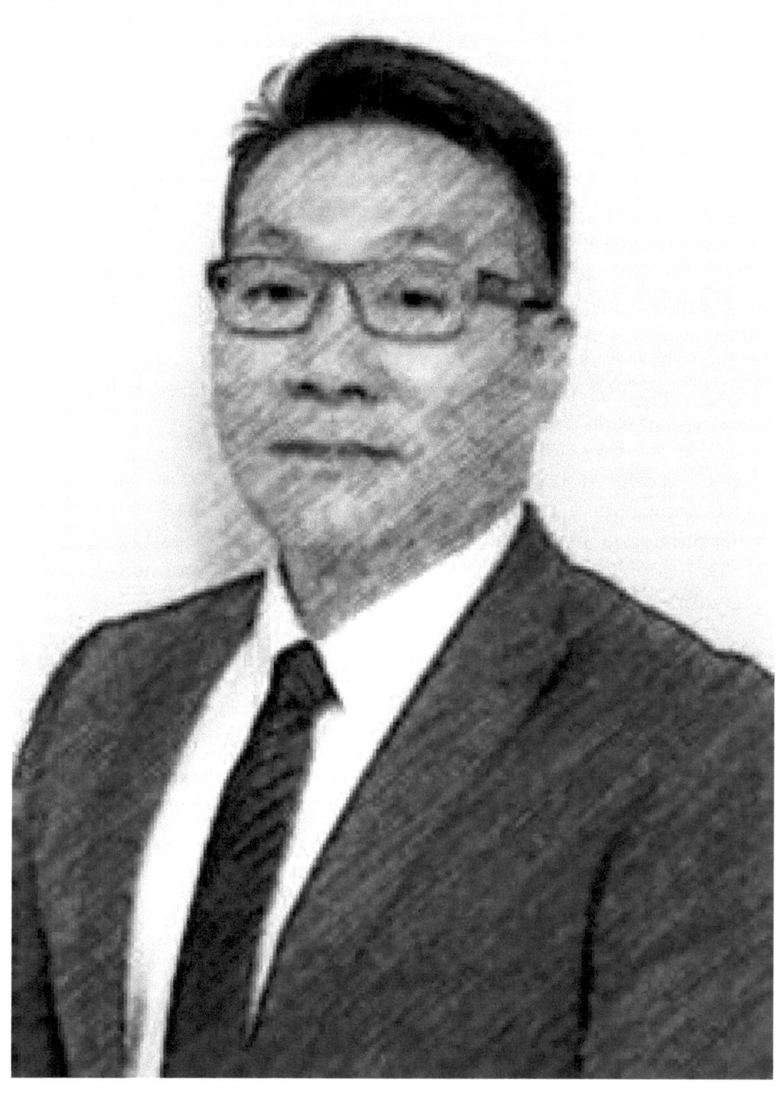

**Figura-12A: Chan Ho-lung, um optometrista e investigador chinês**

Em 2017, Xun Zhang (Figura-12B) e a sua equipa de investigação do Reino Unido e de Itália reviram a literatura e sublinharam as conclusões de estudos anteriores que mostravam que o tratamento com CoQ10 pode melhorar a função visual através de efeitos benéficos na função da retina interna e da melhoria da resposta cortical visual.

Salientaram que o stress oxidativo desempenha um papel importante na patogénese da retinite pigmentosa, pelo que a CoQ10 é um alvo terapêutico para estas doenças. Xun Zhang e a sua equipa de investigação também salientaram a acumulação de provas que apoiam o papel da CoQ10 nas doenças da retina através da prevenção da produção de espécies reactivas de oxigénio e da prevenção dos danos oxidativos das células neurorretinianas [11].

Espera-se que a terapia combinada (bagas de Goji, citicolina, luteína e co-enzima-Q 10) exerça um efeito sinérgico.

A citicolina poderia tratar a integridade das células neurais e da retina, a CoQ10 forneceria apoio mitocondrial e reduziria o stress oxidativo, a luteína protegeria a retina dos danos induzidos pela luz e as bagas de goji poderiam apoiar a saúde da retina através das suas propriedades anti-inflamatórias e antioxidantes.

O nosso doente sofre de miopia e degenerescência precoce da retina; a terapia combinada pode ajudar:

Abrandar a progressão da miopia através da melhoria da função da retina e do nervo ótico pela citicolina. Proteger a retina dos danos oxidativos e melhorar a função e a integridade das células da retina através da CoQ10 e da luteína. Melhorar a saúde da retina e possivelmente atrasar a progressão das doenças degenerativas da retina através da baga de goji e da luteína).

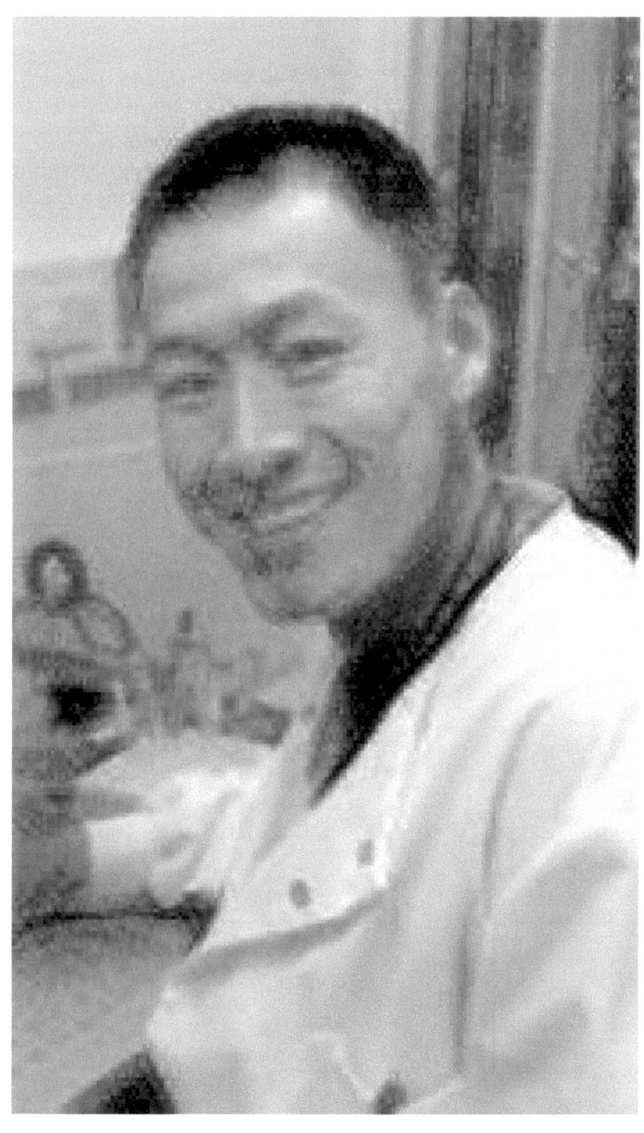

**Figura-12B: Xun Zhang, um investigador chinês que trabalha nos Estados Unidos**
**Reino Unido**

# CONCLUSÃO

A síndrome de Bardet-Biedl apresenta desafios significativos tanto em termos de diagnóstico como de gestão. Este caso ilustra a importância do diagnóstico precoce, incluindo a utilização de electrorretinografia, e o papel de terapias inovadoras e baseadas na evidência na gestão das complicações oculares da síndrome de Bardet-Biedl.

Embora as opções de tratamento actuais não sejam curativas, podem ajudar a retardar a progressão e a preservar a visão. A combinação de citicolina, bagas de goji, coenzima Q10 e luteína representa uma abordagem promissora para o tratamento da degenerescência da retina em doentes com SBS, embora sejam necessários mais ensaios clínicos para confirmar a sua eficácia.

# RECONHECIMENTO

A rapariga e os seus pais aceitaram de bom grado a publicação das fotografias da doente.

Alguns dos esboços (Figuras) deste livro foram incluídos numa publicação anterior.



Conflito de interesses: Nenhum.

# REFERÊNCIAS

1-Al-Mosawi AJ. O segundo caso de síndrome de Bardet-Biedl no Iraque: Um artigo educacional e opinião de especialistas. Neurónios e distúrbios neurológicos 09 de março de 2023; 2 (1):1-5. Doi: 10.5281/zenodo.7713570.

2-Al-Mosawi AJ. A etiologia da insuficiência renal crónica em 54 crianças iraquianas. Pediatr Nephrol 2002 Jun; 17(6):463-4. Doi: 10.1007/s00467-001-0774-1.

3-Prosperi L, Cordella M, Bernasconi S. Electroretinografia e diagnóstico da síndrome de Laurence-Moon-Bardet-Biedl na infância. J Pediatr Ophthalmol 1977 Sep-Oct; 14(5):305-8.

4-Al-Mosawi AJ. A prática da medicina baseada em provas. The New Iraqi Journal of Medicine (ISSN: 1817-5562, 1998037X) 2006; 2(1):8-10. Doi:10.5281/zenodo.3874576.

5-Al-Mosawi AJ. Liderança Médica Académica: An overview of the emerging concepts and ideas. Revisões e relatórios médicos clínicos 2020; 2(3):1-3. Doi: 10.31579/cmrr. 2020 /014.

6-Al-Mosawi AJ. Liderança médica académica contemporânea: A concise textbook. Scholars' Press, maio, 2022 (ISBN: 978-620-2-30491-7).

7-Chan HH, Lam HI, Choi KY, Li SZ, Lakshmanan Y, Yu WY, Chang RC, Lai JS, So KF. Atraso da degeneração do cone na retinite pigmentosa usando um tratamento de 12 meses com suplemento de Lycium barbarum. J Ethnopharmacol 2019 maio 23; 236: 336-344. Doi: 10.1016/j.jep.2019.03.023.

8-Bahrami H, Melia M, Dagnelie G. Lutein supplementation in retinitis pigmentosa: PC-based vision assessment in a randomized double-masked placebo-controlled clinical trial [NCT00029289]. BMC Ophthalmol 2006 Jun 7; 6:23. Doi: 10.1186/1471-2415-6-23.

9-Mao J, Liu S, Fu C. A citicolina retarda a progressão da miopia após a privação de forma em cobaias. Exp Biol Med (Maywood) 2016 Jun; 241(11):1258-63.Doi: 10.1177/15353 70216638773.

10-Parravano M, Scarinci F, Parisi V, Giorno P, Giannini D, Oddone F, Varano M. Citicoline and Vitamin $B_{12}$ Eye Drops in Type 1 Diabetes: Resultados de um estudo piloto de 3 anos que avalia as alterações morfofuncionais da retina. Adv Ther 2020 Apr; 37(4):1646-1663. Doi: 10.1007/s12325-020-01284-3.

11-Zhang X, Tohari AM, Marcheggiani F, Zhou X, Reilly J, Tiano L, Shu X. Potencial terapêutico da coenzima Q10 em doenças da retina. Curr Med Chem 2017; 24 (39): 4329-4339. Doi: 10.2174/0929867324666170801100516.

12-Al-Mosawi AJ. Progresso da investigação sobre a citicolina. 1st ed., Saarbrücken; LAP Lambert Academic Publishing: 2019 (ISBN: 978-620-0-11372-6).
13-Al-Mosawi AJ. A utilização da citicolina em oftalmologia: Um artigo educacional. Jornal de Inovações em Pesquisa Médica (ISSN: 2788-7022) abril de 2023; 2(4): 1-3.Doi: 10.56397/JIMR/2023.04.02.

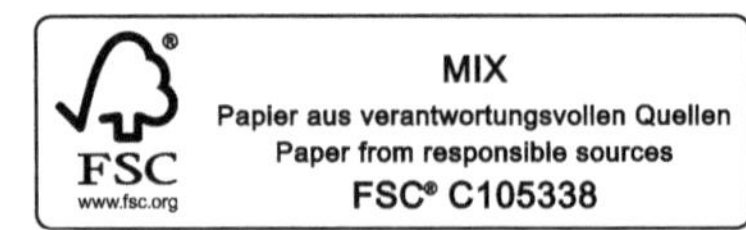


Printed by Books on Demand GmbH, Norderstedt / Germany